Docteur ALBERT BOCQUET

LA

TUBERCULOSE

A REIMS

REIMS

IMPRIMERIE ET LITHOGRAPHIE MATOT-BRAINE

Henri MATOT (A. ⚜), Fils et Successeur

6, Rue du Cadran-Saint-Pierre. 6

—

1901

Docteur ALBERT BOCQUET

LA

TUBERCULOSE

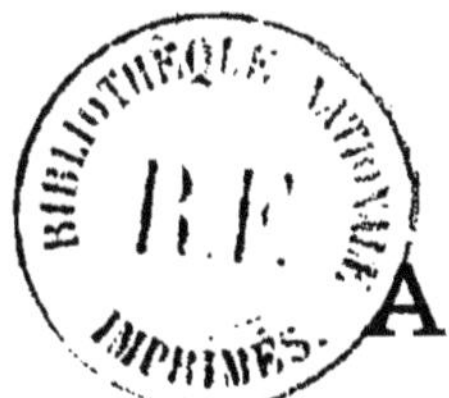

A REIMS

REIMS

IMPRIMERIE ET LITHOGRAPHIE MATOT-BRAINE

Henri MATOT (A ❀), Fils et Successeur

6, Rue du Cadran-Saint-Pierre, 6

—

1901

A LA MÉMOIRE DE MES PARENTS

A LA MÉMOIRE DE MON GRAND-PÈRE

A LA MÉMOIRE DE MONSIEUR LÉVÊQUE

Médecin à Togny-aux-Bœufs

A MON ONCLE LE DOCTEUR LANGLET

Professeur de Physiologie à l'École de Médecine de Reims

A TOUS MES PARENTS

A MES AMIS

A MON PRÉSIDENT DE THÈSE

MONSIEUR LE PROFESSEUR LANDOUZY

Membre de l'Académie de Médecine

Médecin de l'hôpital Laënnec

Officier de la Légion d'honneur

AVANT-PROPOS

Nous tenons, au début de ce travail, à adresser nos respectueux hommages à tous nos maîtres qui nous ont guidé de leurs conseils dans le cours de nos études médicales.

Qu'entre tous, notre oncle et tuteur, le Dr Langlet, nous permette de lui adresser nos bien sincères remerciements.

C'est sous son inspiration, et dans ce Bureau d'hygiène dont il fut le créateur, que nous avons entrepris ces recherches, qui, dirigées et contrôlées par lui, ont ainsi acquis une valeur que nous aurions été impuissant à leur donner nous-même.

Dans ce travail, comme en toute autre circonstance, nous avons toujours trouvé près de lui le dévouement et la bonté d'un père, les encouragements et les conseils éclairés d'un ami.

Nous sommes heureux de lui adresser ici un témoignage public de notre vive affection et de notre profonde reconnaissance.

Nous devons exprimer toute notre gratitude à MM. les Drs Peyrot, Reclus et Richelot, qui nous ont initié à la Clinique chirurgicale et dont les conseils nous furent si utiles.

*A MM. les Drs Andhoui et Petit, qui nous enseignè-
rent les éléments de la Clinique médicale.*

*Nous adressons nos remerciements les plus respec-
tueux à M. le Dr Moizard, ce maître si sympathique
et si bienveillant, qui nous fit connaître les difficultés
de la Clinique infantile.*

*A M. le Dr Champetier de Ribes qui nous a facilité les
moyens de nous préparer à l'art des Accouchements.*

*Enfin à M. le Dr Troisier pour l'intérêt qu'il nous a
toujours porté dans le cours de nos études médicales.*

*M. le Professeur Landouzy nous a fait l'honneur
d'accepter la présidence de notre Thèse inaugurale ;
nous l'en remercions sincèrement et le prions d'agréer
l'hommage de notre profond respect.*

INTRODUCTION

En prenant pour sujet de notre Thèse, la tuberculose à Reims, il n'est point entré dans notre
pensée de fixer d'une façon précise un point
inconnu d'une maladie qui est à l'heure présente
la plus vive et la plus alarmante des préoccupations.

La guerre à la tuberculose est devenue une
question de défense sociale, à laquelle chacun,
selon ses moyens, doit apporter son concours.

Si l'observation à l'hôpital ou dans la famille, qui
ne sont que des foyers restreints, a permis de faire
connaître bien des vérités utiles, on comprend toute
l'importance qu'il y a de faire porter ses recherches
pathogéniques sur des collectivités, où les faits
surgissent sur une échelle plus vaste, où leurs
rapports mutuels et leur enchaînement apparais-
sent d'une façon plus limpide.

Parmi ces collectivités, les grandes villes présentent des caractères qui permettent de saisir pour
un grand nombre d'habitants les éléments com-
muns, au milieu desquels une maladie comme la
tuberculose peut naître et se développer.

Il est utile que ce foyer d'observation ne soit ni
trop grand, ni trop petit : trop petit, il donnerait
lieu au point de vue statistique à des exagérations
dans un sens ou dans l'autre, aboutissant à de

grandes inexactitudes : trop grand, il exposerait à utiliser des documents qui ne sont pas toujours comparables et portant sur des unités trop diverses.

En prenant Reims, notre ville natale, où nous avons eu l'occasion de faire ces recherches, nous croyons avoir à faire à un groupement de population assez grand pour que les chiffres acquièrent par eux-mêmes une valeur démonstrative, et pour que les moyennes ne soient pas faussées par l'insuffisance des éléments qui les composent.

Nous avons été précédé dans ces recherches par un ancien professeur de l'École de Médecine de Reims, M. A. Luton. Il avait eu la patience de faire personnellement les relevés des décès par phtisie pulmonaire de 1863 à 1866, d'après les documents de l'état-civil et d'après les registres de l'hôpital.

Nous reviendrons au cours de ce travail sur quelques-uns des chiffres qu'il avait trouvés, en les comparant aux chiffres que nous avons trouvés nous-même.

Mais nous avons été bien mieux partagé que lui quant aux sources de renseignements auxquelles nous avons pu puiser. Les nombreux documents accumulés depuis 18 années par le Bureau d'hygiène et de statistique de la Ville de Reims nous conduiront à des résultats plus probants.

Pour quelques-uns des Tableaux que nous aurons à produire, nous pouvons faire remonter les statistiques jusqu'à l'année 1877, grâce à des relevés sur les causes de mortalité à Reims publiés depuis cette année par l'*Union médicale du Nord-Est*. Mais la plus grande partie de nos documents a été extraite des Registres du Bureau d'hygiène. Quelques-uns ont été séparément publiés dans des Annuaires de ce Bureau : d'autres sont restés fixés dans des Albums de Tableaux manuscrits qui ont été présentés aux diverses expositions et particulièrement à l'Exposition de 1900.

Nous n'avons eu d'autre ambition en abordant ce Travail que de recueillir ces statistiques en ce qui concerne la tuberculose, de les réunir, puis d'établir quelques comparaisons avec d'autres centres de population, enfin de dégager de ces chiffres les idées importantes qu'ils ont pu nous suggérer.

Nous étudierons successivement la marche de la tuberculose à Reims depuis 20 ans en la comparant à la mortalité générale.

Puis après avoir passé en revue les différentes causes qui peuvent influencer le développement de cette maladie telles que le changement de milieu, les professions, etc., nous chercherons à reconnaître si certains quartiers, certaines rues, certaines maisons, ne sont pas plus frappés que d'autres et la part qui revient au surpeuplement dans l'accroissement de la tuberculose.

M. le docteur Hoël, directeur du Bureau d'hygiène, a bien voulu mettre à notre disposition tous les documents nécessaires à l'élaboration de ce travail : qu'il nous permette de lui adresser ici nos bien sincères remerciements.

CHAPITRE PREMIER

MORTALITÉ GÉNÉRALE A REIMS

Il est nécessaire avant de jeter les yeux sur la marche de la tuberculose à Reims, de voir ce qu'y est la mortalité générale et la marche qu'elle a suivie depuis vingt ans.

Nous donnons d'abord les chiffres absolus des décès survenus pendant cette période, puis, en un graphique, la proportion par 1.000 habitants.

Mortalité à Reims — 1881-1900

CHIFFRES ABSOLUS

ANNÉES	DÉCÈS	PROPORTION par 1.000 habit.	ANNÉES	DÉCÈS	PROPORTION par 1.000 habit.
1881	2.529	26.96	1891	2.560	24.28
1882	2.530	26.96	1892	2.840	26.94
1883	2.678	28.54	1893	2.695	25.56
1884	2.777	29.58	1894	2.775	25.94
1885	2.823	30.08	1895	2.753	26.11
1886	2.937	29.99	1896	2.351	21.77
1887	2.552	26.06	1897	2.554	23.65
1888	3.000	30.64	1898	2.764	25.60
1889	2.452	25.04	1899	2.330	21.58
1890	2.895	27.86	1900	2.450	22.71

De ce graphique nous pouvons constater que la mortalité générale à Reims a été peu à peu en diminuant depuis vingt ans, ce qui indique une situation en apparence favorable. Nous disons en apparence, parce que le fait seul de la diminution de

la mortalité ne suffit pas à caractériser cette situation. On sait en effet que si l'on compare dans un
pays les courbes de la natalité et de la mortalité,
on trouve que lorsque la natalité augmente, la
mortalité augmente aussi dans une certaine mesure
— cela se conçoit en raison de la grande mortalité
qui frappe habituellement le premier âge — et que par
conséquent une diminution de la natalité amènera
une diminution de la mortalité.

Mortalité générale à Reims de 1874 à 1900

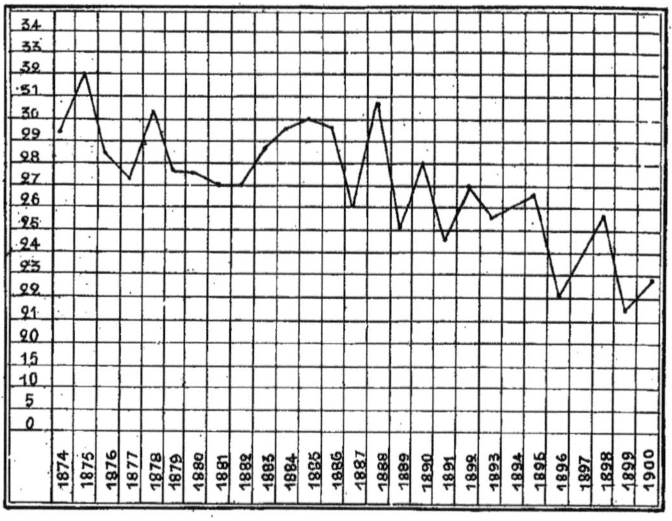

C'est pourquoi, en se basant sur ces seuls
chiffres on serait tenu à une certaine réserve dans
l'appréciation de l'état sanitaire du milieu que l'on
observe.

Poussons plus loin l'analyse et voyons les

Mortalité par Maladies zymotiques
1880-1889 — 1890-1899

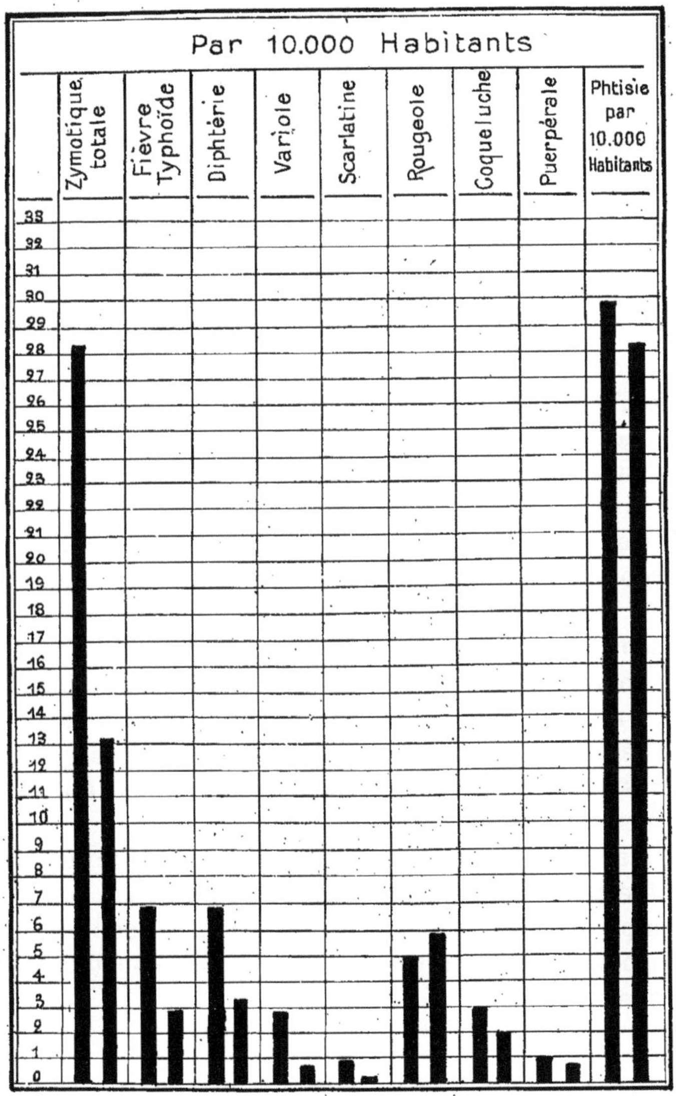
Par 10.000 Habitants
Zymotique totale
Fièvre Typhoïde
Diphtérie
Variole
Scarlatine
Rougeole
Coqueluche
Puerpérale
Phtisie par 10.000 Habitants
33
32
31
30
29
28
27
26
25
24
23
22
21
20
19
18
17
16
15
14
13
12
11
10
9
8
7
6
5
4
3
2
1
0

résultats constatés depuis ces vingt années sur la mortalité par maladie zymotique, et sous ce titre nous comprenons la fièvre typhoïde, la diphtérie, la variole, la scarlatine, la rougeole, la coqueluche, la fièvre puerpérale.

Le tableau ci-joint donne en colonnes verticales pour chacune de ces maladies la mortalité par 10.000 habitants. La colonne de gauche présente la récapitulation de toutes les maladies zymotiques, ce que l'on appelle la mortalité zymotique totale.

La colonne de droite figure la mortalité par phtisie et par 10.000 habitants.

Dans chaque colonne se trouvent deux lignes noires se rapportant à deux périodes successives de dix années chacune ;

La première de 1880 à 1889 ;

La seconde de 1890 à 1899.

On remarque que pour les maladies zymotiques proprement dites, sauf pour la rougeole, il y a une très grande différence entre la première et la seconde période.

Pour la fièvre typhoïde, la diphtérie, la scarlatine, la coqueluche, la fièvre puerpérale, il y a eu dans la série 1890-1899 beaucoup moins de décès que dans la série 1880-1889. Pour quelques-uns la différence est de plus de moitié.

Il en est de même pour la variole, et si cette dernière maladie figure encore au tableau, c'est pour les premières années de la seconde période, car depuis 1892 il n'y a pas eu un seul cas constaté à Reims.

Et en faisant le total des maladies zymotiques, nous voyons que pour 10.000 habitants il y a eu de 1880 à 1889, 28 décès, tandis que de 1890 à 1899, et pour la même population, il n'y a eu que 13 décès, c'est-à-dire une réduction de plus de moitié.

Si de l'abaissement des chiffres de la mortalité générale et pour les raisons que nous avons indiquées, on ne pouvait tirer de conclusion rigoureuse, il n'en est plus de même pour ce dernier tableau.

En effet, une diminution de mortalité de plus de moitié sur l'ensemble des maladies zymotiques peut et doit être rapportée en grande partie à l'organisation hygiénique de la ville, et l'amélioration de la santé publique que l'on pouvait prévoir dès la constitution du Bureau d'hygiène, il y a vingt ans, peut être aujourd'hui considérée comme en partie réalisée.

Si la fièvre typhoïde a décru à Reims dans une proportion considérable, si la diphtérie fait moitié moins de victimes, si la scarlatine, la coqueluche, la fièvre puerpérale décroissent aussi, en est-il de même de la tuberculose ?

Le même tableau (*fig. 2*), porte dans sa colonne de droite la mortalité par phtisie par 10.000 habitants pour les périodes 1880-1889 et 1890-1899. On voit que là aussi il y a eu un léger fléchissement dans la seconde période, mais beaucoup moins important que pour les autres maladies.

En tous cas, même avec cette diminution, la mortalité phtisique par 10.000 habitants reste supérieure à la mortalité zymotique totale. Ainsi, il meurt par phtisie, sinon plus, au moins autant d'individus que de toutes les autres maladies zymotiques réunies.

Rien que ce fait montre que, plus difficile à atteindre par les mesures d'hygiène générale, la phtisie n'en reste pas moins la plus grave, la plus dangereuse des maladies qui nous déciment.

Nous ferons observer une fois pour toutes que si nous disons tantôt mortalité phtisique, tantôt mortalité tuberculeuse, ce n'est pas que nous confondions les deux choses, mais parce que, suivant la nature des documents que nous avons consultés, nous avons été obligés de nous contenter parfois des indications relatives à la phtisie, tandis que nous avons pu dans d'autres cas, ce que nous préférions beaucoup, réunir à la phtisie les autres tuberculoses.

CHAPITRE II

MORTALITÉ TUBERCULEUSE A REIMS

On dit à chaque instant qu'il succombe par an, en France, 150,000 tuberculeux. En réalité, on n'en sait rien. La statistique sanitaire des villes de France ne comprend que des groupements de plus de 2,000 habitants. Elle laisse complètement de côté, faute de renseignements, la population rurale, et en ce qui concerne les villes elles-mêmes, il ne nous est pas démontré que les résultats ne prêtent, suivant les lieux, suivant la façon dont se fait la constatation des décès, à de graves erreurs, que ne peuvent pas toujours éviter les villes les mieux organisées.

Parmi ces dernières, il nous a semblé que Reims, grâce à son Bureau d'hygiène, grâce au concours de ses agents sanitaires, qui sont des médecins, était à même de donner d'une façon précise la situation au point de vue qui nous occupe. Nous avons déjà dit que la mortalité générale tendait à diminuer. Comparons maintenant en détail les vingt années dernières, au point de vue de la mortalité phtisique par 1,000 habitants et recherchons ensuite combien, sur cent individus qui succombent, il y a de décès tuberculeux.

Pour établir le rapport des décès à la population, nous avons attribué à chaque année une population égale à celle qu'aurait donnée un census annuel, si l'accroissement entre deux census avait été régulier.

Pour les quatre dernières années 1897-1900, étant donné le résultat encore incertain du recensement, et sachant néanmoins que l'augmentation est peu considérable nous leur avons appliqué uniformément les chiffres du census de 1896.

MORTALITÉ TUBERCULEUSE

PAR RAPPORT A LA POPULATION

| ANNÉES | POPULATION | MORTALITÉ | | | PROPORTION pour 1000 habit. |
		Tuberculose pulmonaire	Autres tuberculoses	TOTAL	
1881	93.823	273	»	»	»
1882	94.639	309	»	»	»
1883	95.455	305	64	369	3.74
1884	96.271	310	67	377	3.80
1885	97.087	320	63	383	4.14
1886	97.903	329	17	346	3.58
1887	99.404	281	106	387	3.69
1888	100.905	280	81	361	3.57
1889	102.406	244	44	288	2.81
1890	103.907	310	46	356	3.42
1891	105.408	281	52	333	3.16
1892	105.919	247	37	284	2.67
1893	106.430	276	55	331	3.11
1894	106.941	326	41	367	3.42
1895	107.452	328	75	403	3.75
1896	107.963	334	51	385	3.58
1897	107.963	366	64	430	4. »
1898	107.963	311	61	372	3.44
1899	107.963	307	70	377	3.49
1900	107.963	310	70	380	3.52

On remarquera que sur ces nombres la phtisie

Décès par tuberculose de 1877 à 1899
Chiffres absolus

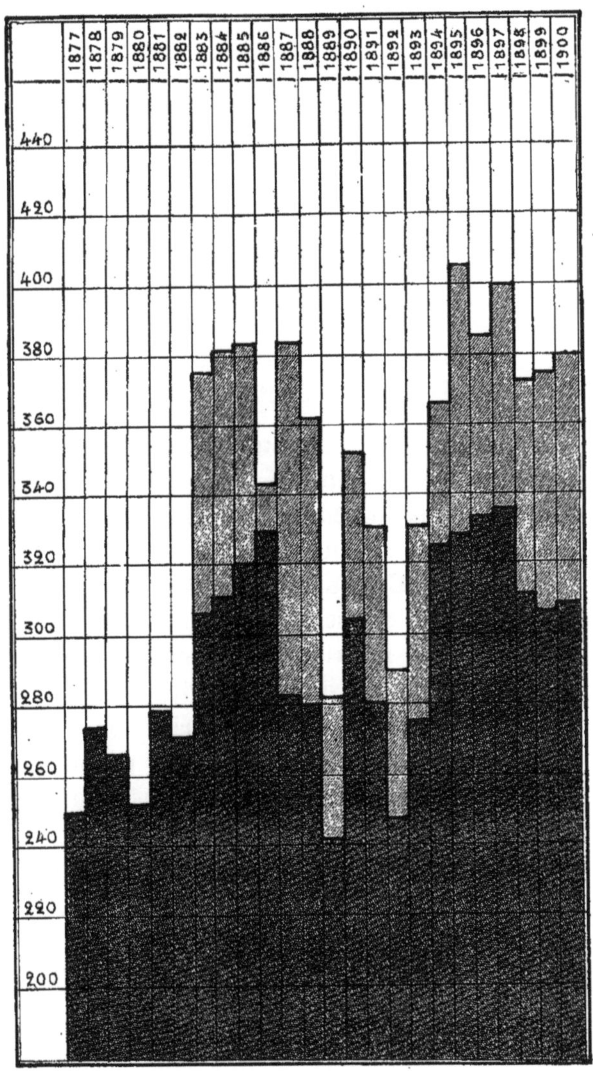

Tuberculose pulmonaire
autres Tuberculoses

pulmonaire varie de 250 à 366 et la mortalité tuberculeuse totale de 288 à 430. Il y a donc de 50 à 100 individus qui, par année, meurent de ce que nous qualifions « autres tuberculoses ».

Dans ces chiffres se trouvent compris la tuberculose généralisée, la méningite tuberculeuse, la laryngite tuberculeuse, la tuberculose intestinale et les lésions osseuses de même nature.

Pour l'année 1900, sur un total de 70 cas, il y a eu :

Méningite tuberculeuse....   28
Tuberculose généralisée ..   25
Tuberculose laryngée   14
Tuberculose intestinale....   3

Nous laissons complètement de côté les méningites supposées simples, de même que nous ne cherchons pas à réunir à la phtisie pulmonaire, la bronchite chronique, comme on l'a fait dans le rapport de la Commission de la tuberculose d'après les relevés du ministère de l'Intérieur. L'assimilation, en effet, n'a rien de rigoureux et bien qu'un certain nombre de décès inscrits comme dus à la bronchite chronique puisse dériver en réalité de la même cause, nous n'avons voulu prendre que les cas considérés comme certains par les médecins du Bureau d'hygiène.

En somme, tandis que, avec quelques oscillations, la courbe des décès généraux décroissait sensiblement, le nombre des décès tuberculeux qui avait été en 1885 de 4 pour 1.000 habitants tombait à 2.81 en 1889 et à 2.67 en 1892.

Mortalité générale à Reims de 1881 à 1900

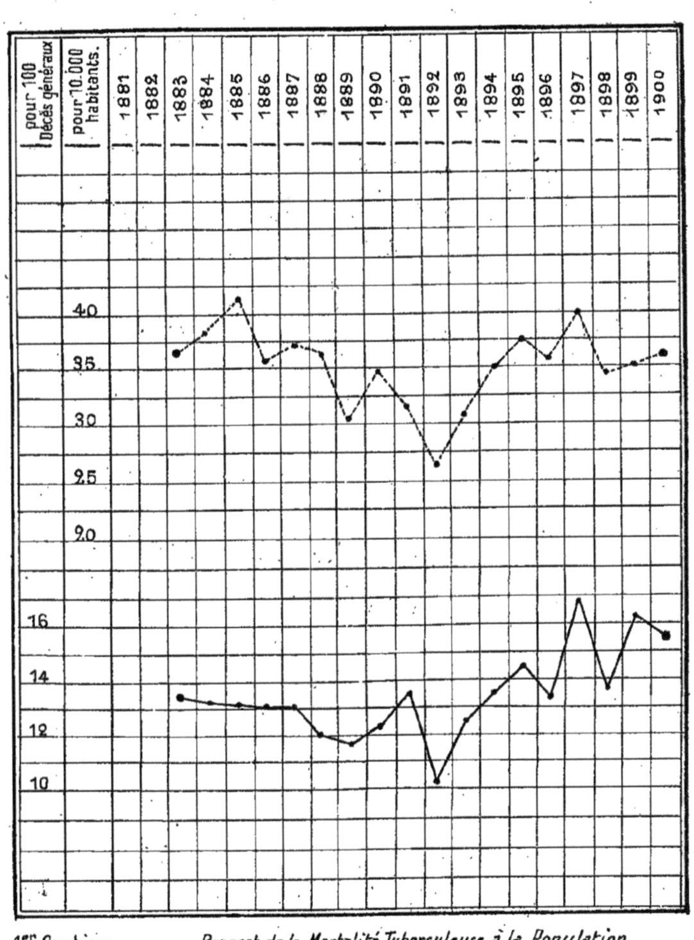

1ᵉʳ Graphique ------- Rapport de la Mortalité Tuberculeuse à la Population
2ᵉ id.. ________ id .. id à la mortalité générale

Depuis 1893 la proportion remonte d'une façon à peu près continue de 3 °/₀₀ à 4 °/₀₀ et se maintient au-dessus de 3.50 pour 1000 pour les deux dernières années.

Nous reproduisons ci-contre, sous la forme graphique, les oscillations de la courbe de la mortalité tuberculeuse à Reims par 10,000 habitants depuis 18 ans, tirée du Tableau précédent, et nous plaçons au-dessous un autre graphique montrant les rapports de la mortalité tuberculeuse à la mortalité générale.

Sur 100 décès survenus pendant cette période, il y a eu suivant les années 10, 12, 13, 14 et jusqu'à 17 décès tuberculeux. Il est à remarquer que parmi les causes de mort, la tuberculose tend à prendre une place de plus en plus importante, et cela se comprend puisque, si les nombres absolus de mort tuberculeuse n'ont pas beaucoup varié, ceux des décès par autres causes ont diminué d'une façon notable.

Comparaison avec les autres villes. — Il est admis que les villes populeuses ont une proportion de tuberculeux plus considérable que les autres.

Les statistiques du Ministère de l'Intérieur donnent :

Villes au-dessus de 50.000 habitants (31 villes), pour 10.000 le chiffre de.................. 41

Villes de 10 à 50,000 (197 villes).......... 30.1

Villes de 5 à 10,000 (305 villes).......... 26.7

Villes de moins de 5,000 (89 villes)...... 24.5

Quel est le rang occupé par Reims parmi les villes de plus de 50,000 habitants. Voici le tableau du Ministère de l'Intérieur pour ces villes donnant la moyenne pour la période de 1888 à 1897 :

Saint-Denis	58.9	Roubaix	34.2
Le Havre	55.0	*Reims*	*34.1*
Paris	50.8	Brest	33.6
Roùen	46.6	St-Etienne	32.5
Limoges	43.3	Grenoble	32.1
Nancy	42.2	Rennes	31.7
Tours	41.2	Amiens	30.8
Lille	41.0	Orléans	29.7
Bordeaux	38.7	Nîmes	28.7
Nantes	37.8	Dijon	28.6
Lyon	37.8	Tourcoing	28.3
Calais	36.7	Marseille	27.9
Versailles	36.5	Nice	25.1
Besançon	35.9	Toulouse	25.0
Le Mans	34.9	Toulon	22.0
Montpellier	34.8		

Ainsi Reims occupe le 18e rang parmi les villes de plus de 50,000 habitants.

En ne considérant que les villes de 100,000 habitants, elle est la 9e parmi celles qui ont la plus forte mortalité tuberculeuse.

CHAPITRE III

ORIGINE, AGE ET SEXE DES TUBERCULEUX

Les renseignements que nous avons recueillis au Bureau d'hygiène ne nous ont pas seulement permis de faire connaître la marche de la tuberculose à Reims. D'autres points sont importants à rechercher sur lesquels nous insisterons successivement.

Nous voulons dans ce chapitre relever les principales conditions étiologiques et l'influence qu'exerce chacune d'elles sur le développement de la tuberculose.

Nous ne prétendons nullement déterminer d'une façon précise et complète l'ensemble des causes capables de développer la tuberculose. Nous verrons combien ces causes sont multiples et complexes et l'importance qu'il faut leur attribuer.

Quoiqu'il en soit et quelque incomplète que soit encore l'étude de ces causes, voici le résultat que le dépouillement des registres nous a donné.

Lieu d'origine. — Le fait d'être nouveau venu au sein d'une agglomération d'hommes vivant en commun, constitue l'une des causes les plus efficaces du développement de la tuberculose.

Il est facile de se rendre compte de ce fait par l'examen des statistiques militaires où le chiffre élevé de la mortalité est bien dû en partie à ce changement subit des conditions d'existence où se trouvent ces hommes de vingt à vingt-cinq ans, la plupart vigoureúx et en apparence à l'abri de toute contamination.

Néanmoins et malgré les précautions nombreuses prises par le corps de santé à ce point de vue, les pertes de l'armée dues à la tuberculose restent sensiblement les mêmes depuis une dizaine d'années et ont varié de 6 à 8 % en tenant compte non seulement des décès qui ont un peu fléchi, mais encore des réformes qui ont été en augmentant de 4.30 à 7.13 pour 1.000 recrues.

Ce fait n'est pas seulement propre à l'armée et les statistiques de Lagneau (1) nous montrent que ce n'est pas la population étiolée des villes qui paye le plus lourd tribut à la consomption pulmonaire, mais bien ces colonies de paysans qui sont attirés dans les villes par l'appât des salaires.

Elle se compose d'individus n'ayant dans leur constitution aucun vice héréditaire, aucun germe de la diathèse fatale, mais ils ne tardent pas à lui créer un terrain propice par suite d'une foule de conditions funestes pour la vie, telles que le manque d'air, le changement de climat, de nourriture, de genre de vie, le confinement, enfin les excès de toute sorte, toutes causes en un mot, qui préparent et réalisent l'infection.

On sait qu'il suffit aux paysans de l'Auvergne, aux colonies de maçons de la Creuse, de se rendre à Paris pour devenir poitrinaires.

Luton disait déjà en 1867 :

« Sur 638 phtisiques on compte 445 individus qui

(1) *Bulletin* de l'Académie de Médecine (20 février 1894).

ne sont pas nés à Reims, et on n'en trouve que 193 qui sont natifs de cette localité.

Les premiers représentent donc 70 % du nombre total des phtisiques et les seconds, seulement 30 %. Comme il ne viendra à l'idée de personne d'admettre pour les Rémois une sorte d'immunité relative en présence de la phtisie, il faut en conclure à la proportion plus grande des étrangers qui alimentent l'Hôtel-Dieu, et peut-être aussi reconnaître l'influence des conditions mauvaises où se trouvent les immigrants en quittant le lieu de leur naissance et en arrivant à Reims ».

En 1900, nous trouvons en relevant les décès par tuberculose pulmonaire depuis 1883, qu'il est mort 5.399 individus et que sur le nombre, 1.849 seulement étaient nés à Reims.

La proportion des individus nés à Reims qui succombent à la phtisie pulmonaire est donc de 34 % et celle des immigrants morts de la même maladie, de 66 %. Mais il ne faudrait pas croire pour cela que les immigrants sont atteints de phtisie deux fois plus facilement que les indigènes. Il faut, en effet, nous reporter au nombre d'individus des deux catégories qui existent à Reims.

Grâce à l'accroissement rapide de la ville, les populations rurales y ont afflué en nombre considérable et elles dépassent aujourd'hui de beaucoup la population indigène. Nous voyons, en effet, d'après le recensement et en particulier par celui de 1896, que la population d'origine rémoise compte 38 % de la population totale et l'élément immigrant 62 %. Donc les étrangers à la ville qui sont venus y vivre et y mourir présentent un chiffre de mortalité phtisique supérieur à celui de la population d'origine urbaine, mais il faut reconnaître que la différence n'est pas considérable. C'est néanmoins un élément dont il faudra tenir compte.

Après avoir constaté que, nombreux sont les individus nés hors de la ville qui, lorsqu'ils l'habitent depuis un certain temps, y meurent tuberculeux, il eût été intéressant de rechercher si, dans ce nombre il n'y en avait pas beaucoup qui aient pu importer la maladie dans le milieu urbain, ou s'ils sont venus l'y contracter eux-mêmes. Nous sommes trop ignorants des ravages que peut faire la tuberculose dans les campagnes. Seuls, les médecins de nos populations rurales pourraient nous donner des renseignements utiles à cet égard. Nous pouvons, nous devons même supposer qu'il y a moins de tuberculeux dans la population rurale, mais nous n'avons pas de moyens statistiques de contrôler cette vraisemblable hypothèse.

Bollinger, dans un travail de statistique portant sur 19 villes allemandes disait :

« On peut espérer grâce aux progrès réalisés dans l'assainissement des villes, parvenir à placer les citadins dans une situation aussi favorable vis-à-vis de la tuberculose que celle qu'occupent les habitants de la campagne. Il existe en effet à cet égard une différence énorme entre les groupes urbains et les campagnards, et, à titre d'exemple, en Bavière, alors que la mortalité par tuberculose atteint 41.3 pour 10.000 citadins, elle ne dépasse pas 28.1 chez les campagnards. »

Décès et Mortalité par groupes d'âge
1883-1889 — Chiffres moyens

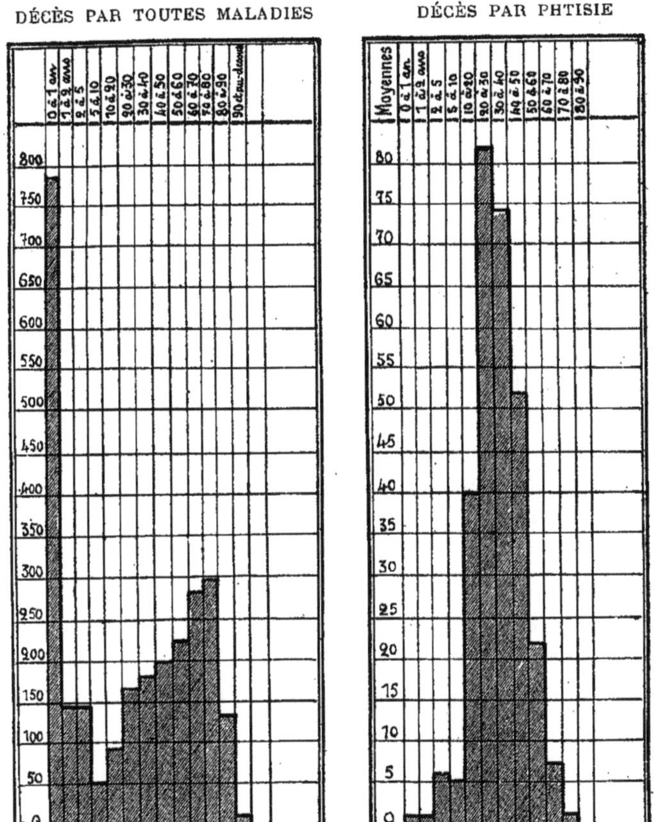

Age. — Il est un fait reconnu de tous, et depuis longtemps déjà mis en relief, c'est que la tuberculose ne frappe pas d'une façon uniforme tous les âges, mais qu'elle a une prédilection très marquée pour l'âge adulte, c'est-à-dire à l'époque où hommes et femmes sont en pleine période d'activité. Ce fait pour paradoxal qu'il puisse paraître tout d'abord s'explique aisément si l'on songe que le nombre de cas augmente avec les occasions répétées d'infection, auxquelles l'individu est exposé pendant le cours de sa vie.

Le surmenage, les veilles, les excès de toutes sortes chez l'homme, la grossesse chez la femme sont autant de causes capables d'exercer une influence manifeste sur le développement de la phtisie.

Notre tableau, d'accord en ce sens, avec la statistique de Bertillon nous montre que c'est entre 20 et 30 ans que la phtisie frappe le plus. Diminuant progressivement au fur et à mesure qu'elle s'éloigne de l'âge adulte, elle semble épargner les âges extrêmes de la vie.

Cependant il y a lieu de faire remarquer que pour le jeune âge, les chiffres de la mortalité phtisique sont, dans la statistique, fort au-dessous de la réalité. S'il est d'usage de faire rentrer sous les dénominations d'athrepsie et de gastro-entérite, la plupart des affections de l'enfance, on sait combien est fréquente la granulie de l'enfant.

Cette réserve faite, les chiffres que nous avons trouvés acquièrent une exactitude plus rigoureuse quant aux différents autres échelons de la vie.

Recrutement militaire. — L'âge des individus chez lesquels la tuberculose se développe le plus facilement nous porte à rechercher ce que donne, au point de vue de cette maladie, les opérations des conseils de révision. Dans un travail qui date de 1884, M. le Dr Antony, alors médecin-major dans le département de la Marne, avait relevé le résultat de ces opérations depuis le commencement du siècle (1816).

Bien que la phtisie pulmonaire figure au tableau des maladies ou infirmités amenant l'exemption, il est probable que souvent elle aura été portée sous d'autres rubriques.

Voici les chiffres donnés pour le département de la Marne tout entier :

MALADIES ET INFIRMITÉS	PROPORTION SUR 10,000 EXAMENS	
	de 1816 à 1849	de 1850 à 1879
Scrofule................	122.10	49.2
Maladies de poitrine.......	48.78	36.2
Maladies des os..........	32.32	216.85
Claudication	82.75	
Faiblesse de constitution..	1065.94	652.63
	1351.89	954.88

En pénétrant dans l'analyse des divers cantons de ce département, M. Antony relève à Reims, pour la seconde période :

Maladies du système osseux...   207.6
Scrofule 130.3
Faiblesse de constitution ......   103.»

Nous avons voulu voir ce que devenaient, dans une période plus récente, de 1880 à 1899, les causes de réformes correspondantes à celles que nous avons notées ci-dessus.

ANNÉES	NOMBRE D'INSCRITS	RÉFORMÉS POUR		AJOURNÉS pour faiblesse de constitution	Dont RÉFORMÉS et MORTS ultérieurement
		Tuberculose et Scrofule	Autres tuberculoses		
1880-1884	3.287	20	18	370	58
1885-1889	4.491	41	33	303	9
1890-1894	4.129	55	34	676	28
1895-1899	4.388	54	66	374	10
	16.295	170	151	1.723	105

Ainsi sur 16,295 examinés il y a eu 2,044, soit 1,254 pour 10,000, qui n'ont pas été acceptés pour le service militaire.

De ce nombre, 1,723 ont subi des révisions ultérieures : parmi eux 105 ont été réformés ou étaient morts au moment de la deuxième ou de la troisième révision.

Dès la première révision 321 avaient été déclarés impropres pour tuberculose et scrofule, ce qui porte à 426 le nombre des hommes définitivement impropres au service (nous ne parlons pas de ceux qui auront été réformés au corps) pour des maladies que l'on peut mettre au compte de la tuberculose, soit 261 pour 10,000 examinés.

Sexe. — Le sexe ne semble pas créer par lui-même de prédisposition à la tuberculose. A Reims, les hommes sont un peu plus frappés que les femmes.

D'après les relevés faits pendant une période

de 14 années (de 1886 à 1900), nous voyons que 2,825 hommes sont morts tuberculeux contre 2,306 femmes. Ces chiffres bruts ne donnent pas la proportion exacte puisque d'après le recensement de 1896, il y a à Reims

> 29.695 sexe masculin
> 27.215 sexe féminin.

Décès tuberculeux par Sexe

ANNÉES	HOMMES	FEMMES	ANNÉES	HOMMES	FEMMES
1886	188	158	Report...	1.415	1.232
1887	209	178	1894	208	159
1888	190	171	1895	225	178
1889	159	129	1896	170	140
1890	204	152	1897	181	125
1891	167	166	1898	212	160
1892	156	128	1899	212	165
1893	181	150	1900	163	147
A reporter	1.415	1.232	TOTAL.	2 825	2.306

La profession semble avoir sur le sexe, au point de vue de la mortalité tuberculeuse, une influence manifeste et le docteur Givre (de Lyon) (1) a montré que les ouvrières en soie sont beaucoup plus atteintes que les ouvriers de la même profession.

> Sexe féminin.... 27.6 pour cent.
> Sexe masculin .. 21.4 pour cent.

Faisons enfin remarquer que le sexe féminin est frappé à un âge un peu moins avancé que le sexe masculin.

(1) P. GIVRE. — Th. de Lyon, 1889. *La Tuberculose chez les ouvriers en soie.*

CHAPITRE IV

PROFESSIONS

La mortalité phtisique est-elle influencée par les professions des individus et dans ce cas quelles sont les professions qui y sont le plus exposées ?

La question est grave, mais ne comporte peut être pas de solution positive. Il est en effet extrêmement difficile de baser une statistique mortuaire sur les professions par cette raison que la statistique des professions, telle qu'elle est faite, présente de nombreuses causes d'erreur.

D'une façon générale et jusque dans ces dernières années, on se bornait en France à la classification des professions sous un nombre assez restreint de rubriques. On s'est aperçu depuis que les conditions spéciales du travail qui pouvaient influencer la situation économique ou sanitaire des individus était infiniment variable, et l'on a tenté, depuis le dernier recensement surtout, de procéder pour toute la France et pour chaque département à un relevé général des professions.

Malheureusement, cet immense travail qui pourra donner pour l'ensemble de la population des résultats intéressants ne sera pas de sitôt applicable à la comparaison de la mortalité dans les diverses catégories professionnelles.

La centralisation à Paris de ces documents pourra même être un obstacle insurmontable pour

ceux qui voudraient faire pour une grande ville,
pour un canton, pour un arrondissement, des travaux partiels. Et il faut reconnaître que ces unités
pourraient, bien mieux que le département dont les
diverses parties n'ont souvent aucune homogénéité,
prêter à des études de statistique comparée.

Au Bureau d'hygiène de Reims, les professions
ont été relevées de deux façons différentes, qu'il
n'est pas nécessaire de développer ici, mais qui
nous ont obligé à faire en quelque sorte une trans-
position qui peut faire rentrer les deux périodes en
un seul cadre. Il y a d'ailleurs dans les relevés, des
qualifications vagues qui comprennent des individus appartenant à des professions très différentes.
Le mot de « journalier », par exemple, convient aussi
bien à des individus qui travaillent dans les ateliers
de l'industrie textile qu'à ceux qui sont occupés
dans l'industrie du bâtiment. Il en est de même
pour les femmes et en outre pour celles-ci la
qualification « sans profession » est tellement fréquente qu'elle empêche absolument de savoir quelles
sont leurs occupations habituelles : si par exemple
elles travaillent à domicile, ou même dans quelle
catégorie sociale elles doivent être rangées.

Dans le travail de M. Luton, dont nous avons
déjà parlé, il y avait une tentative de recherches de
l'influence de la profession sur la mortalité phtisique. Mais M. Luton a dû se contenter des documents disponibles et n'a pu qu'établir les nombres
absolus des individus de telle ou telle profession
qui avaient succombé à la maladie sans savoir
combien il y en avait exerçant ces professions,

ni même combien d'entre eux avaient succombé à d'autres maladies. La seule conclusion à ce sujet était que « les diverses professions fournissaient d'autant plus de phtisiques qu'elles sont exercées par un plus grand nombre d'individus : tel est le cas des ouvriers de la fabrique de Reims, les tisseurs et les fileurs ».

Ce n'était d'ailleurs là qu'une vue approximative.

Pour nous, nous avons pu grouper sous quelques titres les professions qui sont exercées par le plus grand nombre de personnes et qui sont par conséquent les plus intéressantes. — Ce sont celles dont nous allons nous occuper.

En raison de la difficulté, de l'impossibilité même d'établir actuellement le rapport entre le nombre d'individus exerçant à un moment donné une profession déterminée et le nombre de ceux appartenant à la même profession qui viennent à succomber, nous nous bornerons à faire, parmi les groupes professionnels, la comparaison entre la mortalité totale et la mortalité tuberculeuse.

Les groupes professionnels que nous avons choisis sont :

1° Le groupe de l'industrie textile. — A Reims, il s'agit surtout de l'industrie lainière comprenant des trieurs, emballeurs, fileurs, tisseurs, rattacheurs, débourreurs, ... teinturiers, apprêteurs, etc. ;

2° L'industrie métallurgique proprement dite ne compte guère à Reims que quelques fonderies : mais nous avons dû inscrire sous ce titre général tous ceux qui travaillent les métaux : mécaniciens, chaudronniers d'usines, serruriers, etc. ;

3° L'industrie du bâtiment, contenant des éléments assez hétérogènes au point de vue des conditions hygiéniques du travail, comme par exemple les maçons, les menuisiers et les peintres ;

4° L'industrie de l'habillement qui comprend surtout les femmes, couturières, lingères, etc. ;

5° Un groupe que nous avons constitué d'une façon un peu artificielle et où nous faisons entrer les hôteliers, logeurs, cabaretiers, cafetiers, brasseurs. Nous y ajoutons pour des raisons que nous dirons plus loin une catégorie d'individus attachés à la fabrication des vins de Champagne et qui sont qualifiés de cavistes, tonneliers cavistes, etc. ;

6° Les gens attachés aux divers commerces de l'Alimentation ;

7° Les employés ;

8° Les religieuses ;

9° Les journaliers.

TABLEAU DE LA MORTALITÉ PAR PROFESSIONS

	Industrie Textile		Industrie Métallurgique		Bâtiment		Habillement		Mds de Vins Cavistes		Commerce de l'Alimentation		Employés		Religieuses		Journaliers	
	Décès généraux	Décès phtisiques	Décès généraux	Décès phtisiques	Décès généraux	Décès phtisiques	Décès généraux	Décès phtisiques	Décès généraux	Décès phtisiques	Décès généraux	Décès phtisiques	Décès généraux	Décès phtisiques	Décès généraux	Décès phtisiques	Décès généraux	Décès phtisiques
1883.........	217	62	33	8	73	15	56	22	41	14	37	6	34	13	12	4	173	82
1884.........	237	49	50	17	65	21	90	26	51	13	27	9	44	18	7	2	338	45
1885.........	241	48	68	21	60	15	60	15	52	17	23	7	48	8	7	3	261	54
TOTAL.....	695	150	151	46	198	51	206	63	144	44	87	22	126	34	26	9	772	181
Proportion 0/0.	22.6		30		25.7		30.5		30		25		26.9		34.6		23.4	
1886.........	203	46	24	9	116	27	114	12	46	18	51	11	41	20	22	8	288	87
1887.........	180	47	34	7	61	11	73	23	39	10	40	11	39	15	14	2	259	46
1888.........	257	60	29	5	47	10	59	16	46	10	34	7	37	16	20	8	250	47
1889.........	184	35	14	10	87	7	51	18	37	9	45	7	33	13	14	2	162	46
1890.........	245	59	37	12	84	8	84	21	66	18	49	9	»	»	18	6	247	48
TOTAL.....	1.060	247	138	43	395	90	381	90	236	63	219	45	150	64	88	26	1.206	254
Proportion 0/0.	23.1		31.1		15.9		26.2		26.7		20.5		42		29.5		21	
1891.........	224	85	14	8	75	14	73	45	65	23	»	»	»	»	12	»	»	»
1892.........	492	95	26	5	97	13	101	16	55	9	78	19	»	»	12	4	»	»
1893.........	452	103	»	»	128	22	143	27	60	20	62	7	»	»	17	6	»	»
1894.........	364	79	78	2	112	30	148	44	48	19	63	5	»	»	14	4	175	24
1895.........	144	42	24	4	66	22	90	29	91	29	37	7	»	»	16	6	168	36
TOTAL.....	1.676	404	82	19	478	101	555	161	310	100	230	38	»	»	71	20	577	90
Proportion 0/0.	24.1		23.1		21.1		29		31.3		16.4		»		28.1		15.5	
1896.........	164	51	»	»	75	28	87	23	55	17	»	»	»	»	10	2	188	48
1897.........	177	58	22	7	72	26	80	27	49	16	29	10	»	»	9	2	174	47
1898.........	182	45	30	8	77	20	80	30	43	10	53	11	»	»	15	1	198	44
1899.........	155	46	25	7	55	9	98	29	52	21	47	12	»	»	21	6	159	40
TOTAL.....	678	195	77	22	279	88	354	100	199	64	129	33	»	»	55	11	719	179
Proportion 0/0.	28.7		28.7		29.7		30		32		25.5		»		20		24.8	

Si on fait la récapitulation des quatre périodes comprises dans les tableaux, on a comme moyenne générale des décès phtisiques rapportés aux décès généraux les chiffres suivants :

Employés (incomplet) .... 35.2 %
Commerce de vins. — Cavistes.. 30.1
Industrie métallurgique 28.4
Industrie de l'habillement...... 28.2
Religieuses.................... 27.5
Industrie textile................ 24.6
Industrie du bâtiment.......... 22.1
Journaliers.................... 21.5
Commerce de l'Alimentation.... 21.

Comme on le voit dans ces tableaux qui portent sur une période de 17 années, il y a des différences assez notables entre les chiffres de mortalité tuberculeuse des divers groupes professionnels. Elles sont pour les professions que nous avons examinées à ce point de vue de 21.5 à 30.1 et même à 35. pour cent décès.

Dans l'industrie textile, et à Reims c'est l'industrie lainière qui domine, la proportion des décès phtisiques est de 24.6 pour 100 décès c'est-à-dire du quart.

Parmi ceux qui travaillent les métaux, les métallurgistes et mécaniciens, la proportion est plus élevée et la moyenne pour les années que nous avons relevées est de 28.4 %. L'industrie du bâtiment nous donne une moyenne moindre 22.1 %.

Le groupe V, dans lequel nous avons fait entrer toutes les professions où l'homme est exposé à user largement des boissons alcooliques et même des boissons dites hygiéniques, la moyenne du rapport de la mortalité phtisique à la mortalité générale est pour la même période de 30.1 %.

Le groupe VI, commerce de l'alimentation, qui comprend les épiciers, bouchers, boulangers, charcutiers, etc., voit le chiffre s'abaisser à 21 %.

Une catégorie nombreuse d'individus qui ne sont ni ouvriers, ni patrons, dont la condition moyenne pourrait paraître une sauvegarde contre les excès de travail et les excès de plaisir, les employés, nous montrent, pendant les deux premières périodes (de 1883 à 1890), les seules dont nous ayions les chiffres, le taux de mortalité phtisique le plus élevé.

Un point qui mérite aussi d'attirer l'attention, c'est la proportion élevée de décès phtisiques observée chez les religieuses, 27.5% des décès généraux. Il existe certainement sous cette rubrique des personnes ayant des occupations très diverses. Mais nous n'avons pas les éléments pour en apprécier les conséquences.

De l'ensemble de ces notes et de ces calculs relatifs à la mortalité par tuberculose chez des individus appartenant à diverses professions, y a-t-il quelque chose qui éclaire l'histoire de la genèse et du développement de cette maladie? Non, sans doute, si on veut bien se rappeler que ces différentes professions s'exercent dans des conditions très dissemblables et que le facteur qui les réunit ne peut pas se trouver exclusivement dans les conditions hygiéniques du travail.

Industrie lainière. — Nous savons bien que, dans l'industrie de la laine il existe pour certaines catégories de travailleurs, les tisseurs, les peigneurs, les apprêteurs et d'autres encore, surtout pour ceux qui travaillent dans les grandes manufactures, des conditions de température fort élevée qui soumettent les individus lors de la cessation ou de la reprise du travail, à des variations atmosphériques nuisibles au bon fonctionnement de la peau et des voies respiratoires.

Mais nous savons aussi que ce point mis de côté, il n'y a pas à proprement parler, d'encombrement et de conditions spécialement favorables à la transmission de la maladie dans des ateliers où l'installation des machines nécessite pour elle-même de grands espaces.

Bâtiment. — Nous savons que les conditions de l'industrie du bâtiment sont très différentes, que la vie au grand air par tous les temps a ses avantages et ses inconvénients, mais qu'elle atténuerait plutôt la puissance de transmission et de développement de la maladie.

Habillement. — Il n'en est plus de même pour l'industrie de l'habillement, où nous trouvons un grand nombre de femmes couturières, lingères, etc., à salaire généralement inférieur. La vie sédentaire que mène la plupart d'entre elles, réunies en nombre dans des locaux trop étroits leur est certainement plutôt défavorable — on pourrait en dire autant des employés et des religieuses qui donnent une proportion considérable de décès phtisiques.

Cavistes. — Il est une catégorie que nous avons en passant remarquée, celle des marchands de vins, hôteliers, etc., où nous avons fait entrer les cavistes, nombreux comme on le sait, à Reims.

La proportion de 30 décès phtisiques pour 100 décès généraux est là aussi très élevée et, en faisant à part le compte de la mortalité des cavistes pour plusieurs années (de 1883 à 1890), pour lesquelles nous avons pu relever les chiffres qui les concernent dans les registres du Bureau d'hygiène, nous avons vu que ces chiffres montaient encore plus haut et que, pour 100 décès, on trouvait jusqu'à 32 décès phtisiques.

Est-ce ici, dans les conditions de travail souterrain, à température uniforme, à lumière atténuée qu'il faudrait rechercher les éléments défavorables à une population dont le salaire est généralement rémunérateur ? — N'est-ce pas plutôt dans une habitude commune à toute l'industrie du vin de Champagne dans laquelle, outre la rémunération en argent, les cavistes reçoivent aussi une rémunération en nature qui consiste en *deux bouteilles* de vin (quelquefois davantage), par jour ; bouteilles qui ne sont pas destinées à la consommation familiale mais qui doivent généralement être consommées sur place ?

Il nous serait difficile de l'affirmer, mais il nous a paru utile de rapprocher l'un de l'autre ces deux faits qui doivent très vraisemblablement avoir entre eux d'intimes relations.

A côté de ces groupes professionnels à mortalité phtisique élevée, regardons l'ensemble de la population : nous trouverons que le rapport de la mortalité phtisique à la mortalité générale est de beaucoup inférieur. Il va de 10 à 12, 13 et jusqu'à 16 décès phtisiques pour 100 décès généraux, ce qui est loin des 20, 25 et 30 °/₀ et au-delà que nous avons constaté plus haut.

Mais, dira-t-on. la population prise dans son ensemble, peut, dans une certaine mesure, prêter à erreur puisqu'elle contient tous les âges et nous avons vu que les âges extrêmes sont bien moins fréquemment indiqués comme atteints, tandis que la phtisie frappe surtout les individus dans la période active et adulte de leur existence.

Aussi nous avons tenté de réunir en un groupe commun les individus qui, dans les tableaux et les registres du Bureau d'hygiène de Reims, appartiennent à d'autres professions que celles que nous avons déjà relevées et ce groupe qui contient à la fois les propriétaires, cultivateurs, jardiniers, ceux qui appartiennent à l'industrie du bois, du cuir, de l'ameublement, des transports, les magistrats, avocats, médecins, pharmaciens, rentiers et pensionnés, etc., c'est-à-dire tous ceux qui, ayant plus de seize ans, exercent ou ont exercé une profession autre que celles étudiées plus haut ; ce groupe, disons-nous, ne donne depuis 1883 que des chiffres allant de 16 à 12, 10 et même 7, 5 décès phtisiques pour 100 décès généraux, ce qui nous permet d'affirmer que la tuberculose se rencontre beaucoup plus fréquemment dans certaines professions que dans d'autres.

Mais, d'une façon générale, on ne peut pas dire

que pour les catégories que nous avons citées, la profession soit en elle-même un facteur de développement de cette maladie. Si, dans ces divers groupes le rapport de la mortalité phtisique à la mortalité générale est très élevé, il est probable qu'il faut en chercher les raisons dans des conditions qui, jointes à la nature et à l'intensité du travail se rapportent à la misère physiologique, laquelle dérive à la fois de l'insuffisance de nourriture et de l'insuffisance de logement.

GHAPITRE V

ALIMENTATION

Il nous reste à voir si, sur le terrain limité où nous nous sommes placé, on peut déterminer le rôle de l'alimentation dans la production de la tuberculose. Ce rôle peut être direct ou indirect. Direct par l'introduction dans les voies digestives et dans nos tissus des éléments générateurs de la tuberculose contenus dans la viande ou dans le lait ; indirect par l'insuffisance de cette alimentation chez des individus qui se trouvent ainsi placés dans des conditions de moindre résistance au mal.

Viande. — Dans son étude (1) sur les animaux tuberculeux dans leurs rapports avec la production de la maladie chez l'homme, M. Nocart dit : « On ne connaît pas d'observation établissant la transmission de la tuberculose à l'homme à la suite de l'ingestion de viande des animaux tuberculeux ; il existe au contraire un certain nombre de documents tendant à démontrer que l'usage prolongé des viandes de cette nature peut demeurer inoffensif. » Ainsi il déclare que « les expériences l'ont prouvé, la virulence résidant dans l'immense majorité des cas exclusivement dans les lésions tuberculeuses ou

(1) Commission de la Tuberculose, 1900, page 264.

dans les matières qui ont été souillées par leur contact : elles ont prouvé en particulier que le sang et les muscles ne renferment de bacilles tuberculeux que dans les cas rares où la tuberculose s'est généralisée par la voie sanguine ; qu'on peut donc sans danger pour le consommateur utiliser la viande des *animaux atteints de tuberculose localisée*, à la condition de saisir et de détruire les viscères et tous les organes envahis par des lésions tuberculeuses. »

C'est d'ailleurs sur ces données que se sont prononcés les congrès internationaux d'hygiène de Londres, Budapesth, et les congrès de médecine-vétérinaire de Berne, 1895, et Baden-Baden, 1899.

L'arrêté du Ministre de l'Agriculture en ce qui concerne la saisie des viandes tuberculeuses est basé sur ces données positives et ne l'exige que dans le cas où il y a en même temps que les lésions spécifiques, de la maigreur ou qu'il existe une généralisation de la maladie.

A Reims, nous avons trouvé dans les documents du Bureau d'hygiène jusqu'en 1895 — à l'Abattoir depuis cette époque — les chiffres des saisies pour tuberculose que nous comparons dans le tableau suivant avec les saisies pour causes diverses. Avant 1885 on ne saisissait que les poumons, et c'est encore le cas pour les animaux qui ne présentent pas de généralisation.

Viande saisie à l'Abattoir de Reims, de 1886 à 1900

ANNÉES	VIANDES diverses	VIANDES tuberculeuses	ANNÉES	VIANDES diverses	VIANDES tuberculeuses
1886	14.635	»	1894	33.600	12.195
1887	18.408	»	1895	24.544	9.523 pour 7 mois.
1888	21.315	2.690	1896	37.278	13.711
1889	18.019	3.951	1897	35.319	12.927
1890	16.001	2.153	1898	30.242	10.259
1891	25.023	5.128	1899	32.511	14.340
1892	26.207	9.118	1900	32.552	12.636
1893	30.079	8.263			

Nous ajouterons pour les trois dernières années qu'il y a eu pour tuberculose :

En 1889 : 28 saisies totales — 55 saisies partielles.
En 1895 : 48 — — 75 —
En 1900 : 43 — — 60 —

Ainsi, même en restant dans la limite de l'arrêté ministériel de 1896, la quantité des viandes saisies est maintenant deux ou trois fois plus considérable qu'il y a dix ans ; mais elle parait depuis quatre à cinq ans, rester à peu près stationnaire.

Lait. — Nous n'avons pas de données sur la part que peut prendre au développement de la tuberculose la consommation du lait.

Il n'existe pas de service d'inspection des étables et nous n'avons pas de moyens de nous renseigner sur la qualité du lait au point de vue de la transmission possible des maladies d'origine tuberculeuse.

M. Nocard rappelle (1) que le lait des vaches ne doit pas être fréquemment virulent, surtout quand

(1) *Loco citato*, page 272.

la mamelle est exempte de lésions tuberculeuses. Mais, dans le cas où cet organe est atteint (230 seulement sur 1.600 vaches reconnues tuberculeuses, en Saxe), il serait nécessaire de pouvoir isoler les animaux suspects et empêcher que leur lait ne fut livré à la consommation. En tous cas et pour nous limiter, dans la question de statistique que nous avons abordée, on pourrait et on devrait, dans les abattoirs, relever d'une façon spéciale les cas de mammite tuberculeuse, qui donneraient des notions sur l'importance nocive de ces lésions au point de vue de l'alimentation publique et serviraient au besoin à des enquêtes ultérieures dans des étables suspectes.

D'une façon indirecte, l'alimentation, par son insuffisance, peut encore faciliter le développement de la maladie ; mais là encore, il nous est impossible de donner des renseignements précis. L'insuffisance de l'alimentation, d'ailleurs, se rencontrant plus généralement dans la partie de la population qui ne trouve dans son travail qu'une imparfaite rémunération, elle viendra s'ajouter aux autres causes qui, comme l'insuffisance du logement, résulte de la misère, mais il est un point, dans l'étude de l'alimentation qui peut nous éclairer sur l'histoire de la tuberculose : nous voulons parler de l'abus des boissons alcooliques.

Boissons alcooliques. — Les nombreux travaux publiés dans ces dernières années sur les rapports qui unissent l'alcoolisme et la tuberculose nous dispenseront de nous étendre longuement à ce sujet.

Depuis le jour où Lancereaux, se basant sur des faits purement cliniques, fit connaître les rapports de l'alcoolisme et de la tuberculose, les statistiques sont venues pleinement confirmer les observations de ce savant clinicien.

M. de Lavarenne, dans une importante contribution qu'il a apportée à l'étude de cette question (1), a cité les principales recherches faites à cet égard par MM. Launay, Jacquet, Barbier, Rendu, ainsi que les opinions si autorisées de MM. les professeurs Landouzy et Hayem.

S'il est vrai que ce sont les pays qui consomment le plus d'alcool qui donnent la plus haute mortalité tuberculeuse, si d'autre part la mortalité tuberculeuse dans chaque ville est plus ou moins proportionnelle à la quantité d'alcool consommé, voyons ce qui se passe à Reims et cherchons à établir une comparaison avec différentes villes de France.

M. de Lavarenne place le département de la Marne parmi ceux qui consomment par tête d'habitant une quantité moyenne de 21 litres 95 d'alcool pur. (Le Calvados, la Seine et l'Hérault étant placés parmi ceux qui ont une consommation de plus de 30 litres : les Ardennes, le Finistère et la Corrèze étant situés au bas de l'échelle, parmi les départements où la consommation est inférieure à 10 litres.)

Or, pour la mortalité tuberculeuse, si les Ardennes restent parmi les départements favorisés (de 2 à 3 pour 1,000), si la Seine (5 à 6) et le Calvados (4

____

(1) *Annales d'Hygiène publique et de Médecine légale.*

à 5) se retrouvent parmi les départements les plus atteints, la Corrèze, la Marne, le Finistère, l'Hérault qui présentent des différences si notables quant à la consommation de l'alcool, se retrouvent sur le même rang au point de vue de la tuberculose. Mais, nous l'avons déjà dit, le département est une collectivité très défavorable pour des recherches statistiques au point de vue de la maladie et de la mortalité, grâce à l'insuffisance des documents dans la constatation des décès.

D'un autre côté est-il exact de dire que la tuberculose s'accroît quand la consommation d'alcool paraît s'élever d'après les registres de l'administration de l'octroi?

Nous avons le relevé de l'alcool pur consommé à Reims depuis 1883 (les vins et les bières ne sont pas compris dans ces relevés) (1).

Tableau indiquant les quantités d'Alcool pur consommé à Reims depuis 1883

ANNÉES	NOMBRE D'HECTOLITR.	ANNÉES	NOMBRE D'HECTOLITR.	ANNÉES	NOMBRE D'HECTOLITR.
1883	7.204	1889	7.312	1895	7.116
1884	7.466	1890	7.637	1896	7.653
1885	8.182	1891	7.767	1897	6.567
1886	6.613	1892	7.950	1898	6.795
1887	7.343	1893	7.900	1899	6.862
1888	7.399	1894	7.631	1900	7.034

(1) Nous avons pu constater depuis, que la quantité des vins consommés n'avait pas non plus augmenté, il y a plutôt eu diminution dans les dernières années (111,000 hectolitres au lieu de 113). Au contraire la consommation de la bière semble avoir augmenté dans une proportion notable (28,000 hectolitres en 1883 à 73,000 en 1900).

Ainsi (le vin et la bière mis de côté) on n'a pas en
1900 consommé plus d'alcool qu'en 1883, malgré
l'augmentation de la population de plus de 10,000
habitants dans l'intervalle de ces deux années.

Chose curieuse, si l'on établissait les chiffres ci-
dessus en un graphique et que ce graphique fut
mis au-dessous de celui que nous avons donné
page 21, sur la marche de la tuberculose pendant
cette période, on verrait que loin d'être parallèles les
lignes suivraient presque une marche inverse et que
l'année 1892, où la mortalité tuberculeuse à Reims,
a donné son chiffre le plus faible 2.5 pour mille, la
quantité d'alcool indiquée par l'octroi comme consommé était à son maximum.

L'observation précédente ne nous fait pas pour
cela conclure autrement que tous ceux qui se sont
occupés des rapports de l'alcoolisme et de la tuberculose. Mais elle montre qu'il faut apporter une
certaine réserve dans l'emploi de documents pris
en bloc et qui peuvent correspondre à la consommation d'alcool pour des usages divers, puisque ce qui
entre à l'octroi n'entre pas nécessairement dans
l'estomac des consommateurs.

D'ailleurs en nous reportant à ce que nous avons
dit dans le chapitre relatif aux professions, nous y
trouvons la preuve que ceux qui sont le plus exposés à faire des excès de boissons, même des boissons
dites hygiéniques offrent une mortalité plus considérable. C'est ainsi que nous avons constaté que
les marchands de vins, garçons de café, brasseurs
avaient une mortalité tuberculeuse de 30 pour cent

décès généraux. — Dans cette catégorie, nous avons fait rentrer les *ouvriers cavistes*. Nous avons même dit que, si on les comptait à part, ces derniers donnaient une mortalité encore plus considérable de 32 décès tuberculeux pour 100 décès généraux.

Pendant que nous faisons notre thèse, nous apprenons que la Société médicale de Reims ouvrait une discussion sur l'alcoolisme dans l'industrie du vin de Champagne et signalait le danger de l'habitude dont nous parlions plus haut, qui consiste à donner aux ouvriers un supplément de salaire en nature, sous la forme de deux ou trois bouteilles devant être consommées dans les caves (1).

De cette discussion résulte ce fait que les ouvriers dont nous parlons ne sont pas à l'abri des accidents de l'alcoolisme, bien au contraire, et nous ajouterons à cette conclusion qu'ils sont plus exposés que d'autres à la tuberculose.

(1) Voici les conclusions prises à l'occasion de cette discussion par la *Société Médicale de Reims* :

Le vin que l'on a l'habitude de donner aux cavistes au cours de leurs manipulations, n'est pour eux ni un aliment, ni un générateur de forces.

La consommation de deux bouteilles de vin par jour, y compris le vin des repas, doit être considérée comme une quantité excessive, même pour un homme dans la force de l'âge.

A plus forte raison, cette quantité ne doit pas être dépassée sous peine d'exposer, pour l'avenir, aux maladies occasionnées par l'abus des boissons alcoolisées.

La consommation du vin de Champagne dans les caves doit être rigoureusement interdite, ainsi que celle de l'alcool en nature. La pratique des *tournées* est condamnable parce qu'elle constitue un moyen d'entraînement dangereux. A titre de compensation, il est à désirer que l'on remplace le vin inutile par des allocations représentatives.

En attendant une réforme de ce genre, il faudrait que le vin délivré dans l'établissement ne fût pas consommé à jeun.

CHAPITRE VI

DISTRIBUTION GÉOGRAPHIQUE DE LA TUBERCULOSE
A REIMS

S'il est en général facile, lorsqu'une maladie contagieuse vient à frapper les différents membres d'une famille ou même d'un village, d'en déterminer les causes et parfois d'en supprimer la source, il n'en va pas de même dans une ville de plus de 100.000 habitants occupant une superficie d'environ 1,500 hectares, et l'on conviendra combien il est plus complexe de trouver les causes d'une maladie comme la tuberculose qui frappe toutes les catégories de citoyens.

Il s'agit donc en l'espèce de savoir si les conditions du terrain, des eaux, les mœurs, l'hygiène, la situation sociale des habitants peuvent avoir sur sa genèse une influence plus ou moins importante.

Recherchons donc si la fréquence de la tuberculose coïncide avec certains groupements de population, s'il y a des quartiers où elle donne une mortalité plus grande et quels sont les caractères de ces quartiers auxquels pourraient se rattacher cette fréquence.

Faudra-t-il attacher quelque importance à la densité de la population par hectare? Faudra-t-il plutôt rechercher dans la variété de ces quartiers, au point de vue de leur salubrité générale, les différences qui pourront être constatées dans le développement de la tuberculose? Ne vaudrait-il pas mieux considérer si les différences de la population elle-même au point de vue de l'aisance et de l'habitation n'entrent pas pour une grande part, pour la plus grande part dans cette détermination ?

C'est ce que nous allons examiner.

Et tout d'abord, la ville de Reims dans son ensemble, malgré le chiffre élevé de la mortalité tuberculeuse (3.5 à 4 %) ne peut pas être considérée comme présentant une agglomération excessive de sa population sur une trop petite surface. En effet à Reims, en raison du peu d'élévation des maisons, l'étendue de la ville est très considérable si on l'examine par rapport au nombre d'habitants. Si on la compare à la ville de Paris, on trouve que pour une population 25 fois plus faible que celle de la capitale, la surface habitée n'est que 5 fois plus petite. Par conséquent, en se bornant à ce seul côté de la question, la ville devrait être salubre et elle l'est en effet sur une grande partie de son étendue. Certains quartiers ont-ils à ce point de vue des privilèges particuliers et d'autres une infériorité marquée ? En recherchant la densité de la population par hectare pour les divers quartiers de la ville on trouve que cette densité varie de 84 à 219.

Le Quartier. — Il faut remarquer, comme cela était à prévoir, que la densité est beaucoup plus considérable dans les quartiers du centre et particulièrement dans le quartier de l'Hôtel de Ville qui correspond en même temps à une partie de la vieille ville, et c'est précisément dans celui-là que nous trouverons la mortalité tuberculeuse la plus faible.

Il ne faut pas s'attendre de ce côté à des résultats qui aient quelque portée. On sait en effet par la comparaison avec d'autres villes et en particulier avec Paris que l'insalubrité d'un quartier et la mortalité générale ne sont pas en rapport avec la densité de la population dans le quartier. Nous rappellerons pour mémoire que d'après l'Annuaire statistique de la ville de Paris (1), ce ne sont pas les arrondissements les plus peuplés qui ont la mortalité la plus élevée. Ainsi les 2ᵉ et 3ᵉ arrondissements qui ont de 616 et 781 habitants par hectare ont une mortalité de 165 et 200 par 10,000 habitants, tandis que le 19ᵉ et le 20ᵉ, dont la mortalité monte à 233 et 242 pour 10,000, n'ont par hectare que 236, 291 habitants.

Ce qui est vrai pour Paris est également vrai pour Reims et ce que nous disons de la mortalité générale est applicable à la mortalité tuberculeuse.

On peut en effet constater que certains quartiers, particulièrement ceux qui sont placés au centre de l'agglomération, présentent les chiffres les plus faibles : au contraire les quartiers, placés hors du centre, ont les chiffres les plus élevés.

Quartiers du Centre (2)

Noms	Décès par 10,000 hab.
Hôtel de Ville	22.7
Cérès	29.6
Libergier	34.6
Godinot	36.7

(1) Année 1897.
(2) Ces relevés ont été faits sur les décès de l'année 1900.

Quartiers périphériques

Noms	Décès par 10,000 hab.
Faub. de Paris...........	27.3
Dieu-Lumière...........	29.5
Cernay	33.8
Courlancy	37.7
Neufchâtel..............	39.6
Mont-d'Arène...........	39.9
Gambetta...............	40.1
Bétheny................	42.7
Faub. Fléchambault......	42.9
Barbâtre................	57.4

Il n'est peut-être pas inutile de rechercher la façon dont s'est développée la ville de Reims.

Comme toutes les agglomérations industrielles à croissance rapide, elle a dû élargir sa ceinture. Entourée de murs d'enceinte, qui n'avaient d'autre destination que de pourvoir aux nécessités de l'octroi, elle a pu s'étendre au-delà de ces murs, puis les supprimer. Elle n'a pas eu l'obligation qu'ont certaines villes fortifiées à s'accroître en hauteur, faute de pouvoir rompre l'enceinte, et accumuler d'une façon excessive la population sur des espaces restreints.

Mais sa croissance a été rapide depuis 1860. Elle a plus que doublé allant de 51.584 à 107.963. De nombreuses constructions de maisons sont devenues nécessaires et c'est dans les quartiers excentriques, dans les faubourgs Cérès et de Laon, qui ne sont plus aujourd'hui séparés par aucune barrière de la ville elle-même, que se sont réunies des maisons neuves, mais légèrement construites, dans des rues non reconnues, au hasard des dispositions du sol, sans qu'aucun plan d'alignement y ait pourvu, sans souci du nivellement, en tous cas faites avec économie par la population ouvrière elle-même, mais ne présentant pas, surtout lorsque leur nombre s'est accru considérablement, les conditions d'hygiène générale qu'une ville en croissance devrait exiger des autres et prévoir elle-même.

Cependant cette construction de maisons neuves d'une salubrité insuffisante n'est pas le seul élément de la question qu'il faille considérer. Les quartiers Gambetta et du Barbâtre sont parmi ceux qui ont la mortalité tuberculeuse la plus élevée. Le dernier surtout, atteint le chiffre énorme de 57.4 par 10,000 habitants. Or, ces deux quartiers font partie du 3e canton de Reims, qui, bien qu'ayant autrefois compté parmi les faubourgs de la ville, fait depuis longtemps partie de son enceinte.

C'est dans ce quartier que, depuis plusieurs siècles, habitait la population ouvrière de la cité.

C'est dans ce quartier que se trouvaient les maisons qui ont donné le plus de travail aux commissions de logements insalubres, et on voit par les chiffres que nous citons, que les efforts constants du Bureau d'hygiène de la ville ne sont pas encore arrivés à les transformer.

Les mêmes faits se présentent de la même manière dans d'autres villes.

Nous trouvons dans le numéro du 10 avril 1901 de la *Revue médicale de Normandie*, un état de la

mortalité tuberculeuse à Rouen dans ces dernières
années. Il y est dit que « la moyenne des victimes
de 1880 à 1900 n'a jamais été inférieure à 44 pour
10,000 vivants (en 1880) ; elle a atteint jusqu'à 55 en
1890. Elle était encore de 54 l'année dernière ; elle
est de 53 cette année avec 656 et 645 décès..... ».
Laissant de côté ce qui concerne la mortalité suivant les âges et suivant les époques de l'année,
nous y trouvons cette indication importante en ce
qui concerne le point que nous étudions en ce
moment : « La mortalité par cantons démontre
que pour la phtisie, comme nous l'avons vu pour la
fièvre typhoïde, comme aussi pour l'entérite, *ce sont
toujours les mêmes quartiers* les plus encombrés et
les plus insalubres qui sont les plus éprouvés : et
c'est toujours le même troisième canton qui tient
la tête avec une longue avance sur les 5e et 6e... »

Ainsi à Rouen comme à Reims, à Reims comme
à Paris et certainement ailleurs encore, c'est dans
les quartiers les plus misérables que la mortalité
tuberculeuse fait le plus de victimes. A Rouen, on
nous cite un canton, qui pour toutes les maladies,
donne les chiffres les plus élevés.

A Paris, le 14e, le 19e, le 20e arrondissement,
livrent leur gros contingent à la tuberculose. A
Reims, c'est encore là où la mortalité générale est
la plus élevée, au milieu de la population ouvrière
elle-même, celle qui perd le plus d'enfants en bas-
âge, celle où les maladies épidémiques se propagent
avec le plus de facilité, que la tuberculose enlève
les adultes à l'âge où ils devraient être les plus
actifs et les plus vigoureux.

La Rue. — Ce qui est vrai du quartier est encore vrai de la rue. Mais alors que le quartier, comprenant une importante population, réalise une espèce de petite ville dans la grande et permet de rechercher un pourcentage qui ait quelque valeur, il n'en est plus de même de la rue, dans laquelle il suffira de quelques unités qui peuvent provenir d'une même famille ou d'une même maison, pour augmenter énormément la mortalité proportionnelle de cette rue.

Il nous serait facile de choisir quelques rues habitées par des commerçants ou des bourgeois riches et d'y trouver même pour une période quinquennale une très faible mortalité tuberculeuse, comme la rue Thiers, où pour 229 habitants, il n'y a eu en 5 ans que 2 décès tuberculeux, soit 17 pour 10,000 ; ou la rue Cérès : 2 décès (en 5 ans) pour 515 habitants ou 12 pour 10,000, ou mieux encore, la rue Carnot, dans le quartier le plus commerçant de la ville qui, en 10 ans, n'a pas eu un seul décès tuberculeux sur 260 habitants.

On peut d'ailleurs objecter à ces chiffres que parmi cette population aisée et active, des tuberculeux ont pu surgir qui seront allés mourir ailleurs.

D'un autre côté, on peut trouver dans les quartiers ouvriers quelques rues qui donnent une mortalité tuberculeuse très élevée, comme les rues d'Alsace-Lorraine 35 $^o/_{ooo}$, rue Pasteur 42 $^o/_{ooo}$, rue Favart-d'Herbigny 48.6 $^o/_{ooo}$ et nous pourrions triompher de cet écart énorme entre les deux catégories de rues.

La vérité est un peu moins éclatante et nous avons

préféré réunir quelques-unes des rues de ces groupes qui nous ont donné :

Quartiers Commerciaux			Quartiers Ouvriers		
RUES	DÉCÈS TUBERCULEUX en 5 ans	HABITANTS	RUES	DÉCÈS TUBERCULEUX en 5 ans	HABITANTS
Carnot	0	260	Favart-d'Herbigny	16	693
Cérès	2	331	Alsace-Lorraine	18	1.073
Thiers	2	229	Trois-Piliers	13	895
Boul. de la République	4	299	Fléchambault	25	1.025
Talleyrand	7	515	Gambetta	54	2.763
Libergier	12	625	Barbâtre	69	3.444
Clovis	14	763	Pasteur (Grand-Cerf)	12	569
Total	44	3.022	Total	207	10.462
Soit en une année **27** º/ooo			Soit en une année **41,5** º/ooo		

Ce qui, pour une année, établit pour le premier groupe, celui des rues bourgeoises et commerçantes, une mortalité de 27.1 pour 10.000, et, pour les autres donne sur le même nombre d'habitants une mortalité tuberculeuse de 39.6.

Le Logement. — S'il est difficile de déterminer d'une façon exacte la part de l'alimentation, il n'est pas non plus très aisé de fixer la part qui revient au logement dans le développement de la tuberculose.

Nous avons déjà dit, à l'égard de la distribution géographique, que certains quartiers étaient plus fortement frappés que d'autres et que c'étaient ceux où habitait plus particulièrement la population ouvrière de nos usines et de nos caves. Il faudrait pousser plus loin cette analyse, rechercher les rues où la maladie apparaît le plus souvent. Nous allons le faire pour quelques-unes d'entre elles.

Le rapport du Bureau d'hygiène de 1886, note déjà que dans certaines rues la mortalité générale atteignait 54 35 °/₀₀, alors que dans d'autres, elle n'était que de 11.30 et, tandis qne la première (rue d'Alsace-Lorraine), était une des rues les plus peuplées du quartier ouvrier, la seconde (rue de Talleyrand), était l'une des plus riches de la cité.

En ce qui concerne la tuberculose, si l'on pouvait, et nous pensons qu'on le pourra bientôt, pénétrer plus avant dans l'analyse de ces phénomènes sociaux, on trouverait sans doute, dans la maison, dans le logement habité, le foyer où l'infection s'est déclarée ou maintenue.

Mais ici l'observation, tout en devenant plus précise, offre une difficulté sérieuse : c'est qu'elle dépend de l'examen de cas individuels et qu'il faut les réunir en grand nombre pour en tirer des conséquences précises. C'est presque l'examen de la marche de la maladie dans les familles qu'il faut faire, et le médecin traitant serait à cet égard mieux placé que le statisticien pour étudier ces faits.

On peut supposer que les logements, qui, dans l'espace le moins considérable, contiennent le plus de personnes, sont les plus malsains : mais il faut en donner la preuve.

On a fait en divers pays des recherches sur le surpeuplement de l'habitation. M. J. Bertillon, en 1891, a pu l'établir pour Paris, et on peut l'établir d'après les feuilles de recensement de 1896 pour les diverses villes de notre pays.

Dans une thèse de Paris, du 27 mars 1901 (1), le docteur Mathey a établi un graphique très intéressant : « nous avons rangé, dit-il, le XXᵉ arrondissement de Paris en nous basant sur le nombre plus ou moins grand de personnes qui, sur 1.000 habitants occupent des logements surpeuplés ; en regard, nous avons établi une courbe indiquant pour chaque arrondissement le nombre des décès par tuberculose rapporté à 100.000 habitants. Or, il saute aux yeux, qu'à mesure que la proportion des logements surpeuplés s'élève, le nombre des décès par tuberculose s'élève également. Cette progression, pour n'être pas absolument mathématique n'en existe pas moins ».

C'est là, du reste, un fait commun à toutes les agglomérations et Korosi, de Budapesth, donnait à ce sujet les chiffres suivants :

Chambres habitées par 1 ou 2 pers., mort : 20.

—	—	3 à 5	—	29.
—	—	6 à 10	—	32.
—	—	plus de 10	—	79.

A Reims, comme ailleurs, grâce à une adjonction spéciale à la feuille de recensement, la question : « De combien de pièces se compose votre logement ? » a été posée à tous les chefs de famille qui, d'une façon générale ont répondu avec soin.

M. le Dʳ Hoël a groupé les faits ainsi recueillis (2) :

(1) MATHEY.— *La Tuberculose à Paris.* — Thèse de Paris (1901).

(2) Dʳ HOEL. — *Densité de la Population rémoise par ménages et logements.* — 1898.

En considérant, comme l'avait fait Bertillon, que :

Un logement de 1 pièce est surpeuplé s'il renferme 3 habitants ou plus
    —   2   —   —   5   —
    —   3   —   —   7   —
    —   4   —   —   9   —

Il put donner les nombres exacts par catégories des logements surpeuplés et des habitants vivant dans l'encombrement.

Logements de :	NOMBRE de LOGEMENTS surpeuplés	NOMBRE de PERSONNES entassées	POURCENTAGE de LOGEMENTS surpeuplés	de PERSONNES entassées
Une pièce	1.665	4.000	26	36
Deux pièces	2.241	13.140	18.8	34
Trois pièces	429	3.325	6	14
Quatre pièces.....	59	570	2	5

« Ce sont donc, ajoute-t-il, les logements de une et de deux pièces qui sont le plus souvent surpeuplés. A partir de quatre pièces, les logements surpeuplés se font rares, ainsi que la population encombrée.

« Finalement nous trouvons qu'il y a 3.794 logements surpeuplés et que 21.000 personnes vivent ainsi dans l'encombrement. « Il y a donc à Reims 12 % des logements qui sont surpeuplés et 21 % des habitants qui vivent dans des conditions déplorables. »

Reste à savoir si, comme il est probable, c'est précisément dans ces logements que sévit le plus la tuberculose.

M. Hoël fait déjà remarquer que pour quelques-unes des rues les plus pauvres, on peut superposer la mortalité générale des habitants de cette rue et la densité de la population par logement et en cite quelques exemples. Il en est de même de la mortalité tuberculeuse.

Ce sera le rôle du *casier sanitaire* de chaque maison et de chaque logement, casier qui existe à Reims, mais depuis trop peu de temps pour servir dès maintenant à une démonstration de ce genre, de nous faire connaître l'influence du logement sur ses habitants, à moins, ce qu'il faut espérer, que d'ici là, les progrès de l'hygiène publique n'aient diminué le nombre des habitations malsaines et amélioré la situation sanitaire des travailleurs.

CONCLUSIONS

I. La mortalité phtisique à Reims, après avoir subi des oscillations variées, reste aussi élevée aujourd'hui qu'il y a vingt ans, alors que la mortalité générale a sensiblement décru pendant la même période.

II. En ce qui concerne le lieu d'origine des décédés de tuberculose, les indigènes sont dans la proportion de 34 %, les immigrés de 66%. Cette différence énorme tient surtout au grand nombre d'immigrants qui ont contribué à l'accroissement de la population urbaine ; mais, même en tenant compte de ce fait, la mortalité tuberculeuse des immigrants reste supérieure à celle des indigènes.

III. Au point de vue de l'âge, les résultats statistiques relevés à Reims confirment ce qui a été observé ailleurs, que la mortalité, généralement faible jusqu'à 10 ans, commence à s'élever sérieusement de 10 à 20 ans pour atteindre son maximum de 20 à 30 ; de 30 à 40, les chiffres sont encore très élevés puis décroissent successivement.

IV. L'influence des professions ne se manifeste pas d'une façon précise. Néanmoins, les employés, les ouvriers appartenant à l'industrie textile, ceux qui travaillent le fer et les métaux, pour le sexe

masculin, les ouvrières de l'industrie de l'habillement et les religieuses, pour les femmes, présentent
les chiffres les plus élevés de la mortalité tuberculeuse comparée à la mortalité générale des mêmes
catégories.

Parmi les groupes les plus atteints se trouve
celui où nous avons fait entrer les marchands de
vins et les ouvriers de caves, assez nombreux à
Reims : ces derniers, en particulier, ont donné jusqu'à 32 décès phtisiques sur 100 décès généraux.
L'alcoolisme semble bien ne pas y être étranger,
en diminuant la résistance à la maladie.

V. La répartition géographique de la tuberculose
dans les divers quartiers de la ville montre que ce
sont ceux où habite de préférence la population
pauvre qui lui paient le plus lourd tribut.

Le surpeuplement des habitations si fréquent
dans cette catégorie de la population particulièrement atteinte, joue le plus grand rôle dans le développement de la tuberculose.

53557 Reims.— Imprimerie MATOT-BRAINE, 6, rue du Cadran-SaintPierre, 6.

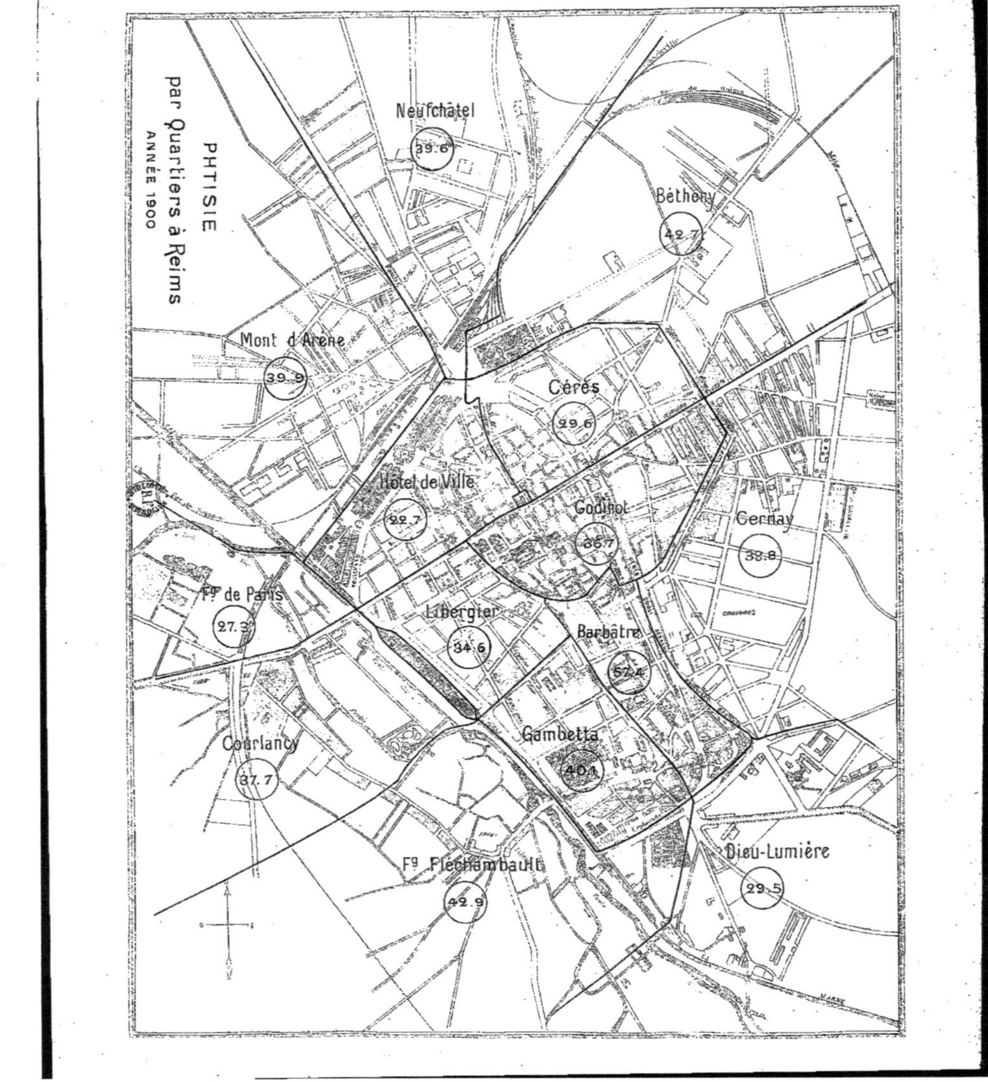

PHTISIE
par Quartiers à Reims
ANNÉE 1900
Neufchâtel
39.6
Béthony
42.7
Mont d'Arène
39.9
Cérès
29.6
Hôtel de Ville
22.7
Godinot
36.7
Gernay
38.8
Fg de Paris
27.3
Libergier
34.6
Barbâtre
52.4
Courlancy
37.7
Gambetta
40.1
Fg Fléchambault
42.9
Dieu-Lumière
29.5

20